AF234322

ABRÉGÉ

DU

COURS DE MAGNÉTOLOGIE

DE

M. L. C. HUBERT DE BEAUMONT-BRIVAZAC.

> Tout ce qui est au-dessus de l'intelligence du vulgaire, est à ses yeux, ou sacré, ou profane, ou abominable.
>
> L'ABBÉ L****.

§ Ier.

Le R. P. Lacordaire a dit dans une de ses conférences à l'église métropolitaine de Paris : « Le magnétisme est
» une parcelle brisée d'un grand palais; c'est le dernier
» rayon de la puissance adamique destinée à confondre
» la raison humaine et à l'humilier devant Dieu; c'est
» un phénomène qui appartient à l'ordre prophétique.

« Plongé dans un sommeil factice, l'homme voit à
» travers les corps opaques à distance, etc., etc. »

Et ces paroles du grand orateur chrétien étaient confirmées par Mgr. l'Archevêque de Paris, qui, s'adressant aux fidèles, s'écria :

« Mes frères, c'est Dieu qui parle par la bouche de
» l'illustre Dominicain ; *allez, et répandez ces vérités...* »

Quelle valeur peuvent donc avoir les paroles de quelques affreux petits cléricaux qui viendraient encore vous parler d'exorcismes et de sortiléges, dans un siècle inondé de lumières et après les citations que nous venons de faire ?

L'électro-Magnétisme animal est la propriété qu'ont

les corps vivants d'agir sur leurs semblables, et aussi sur certains corps inorganiques.

L'étymologie du mot *magnétisme* dérive du mot grec *magnès*, attirer à soi.

L'électro-magnétisme animal existe depuis l'origine du monde: il est un des plus puissants agents de la nature. Dans la plus haute antiquité, et chez les peuplades perdues au sein de l'Océanie, les tribus errantes de l'Afrique centrale, les hordes sauvages des steppes de l'Asie, comme chez les peuples civilisés de toutes les époques et des deux mondes, partout vous retrouverez la tradition de ses effets, sans qu'alors, dans ces temps reculés, pas plus que de nos jours, on ait pu en déterminer la cause. Point de départ inconnu d'une grande puissance, cette cause produit des effets inouis, inconcevables, et la raison universelle, la tradition et l'autorité nous prouvent son existence.

Cette faculté, cette puissance électro-magnétique, existe dans le règne animal, le règne végétal et dans le règne minéral.

Elle existe chez l'homme :

1° Par la force plus ou moins puissante de son système nerveux dont l'influx impondérable échappe encore à notre investigation ; car, malgré les expériences de *Bogros*, les Doctes de la science conjecturale n'adoptent pas tous l'existence d'un fluide nerveux ; la chose est toute simple : ils ne touchent pas, ils ne pèsent pas, ils ne voient point ce fluide, eux, positivistes par système. Ergo, il n'existe pas, disent-ils ; partant ils nient ses efffets.

2° Cette faculté existe chez l'espèce humaine comme chez d'autres individus du règne animal, dans la puissance de la fascination que l'homme peut exercer à son gré, ainsi que certains animaux.

Exemples. — Le serpent noir ou boa du Canada, sur l'homme ;

Le serpent divin du Zahara, sur l'homme ;

La couleuvre, sur le crapaud ;

La belette, sur le rossignol et sur la fauvette ;

La torpille, la gymnote, l'anguille de Surinam, sur les divers poissons dans leur sphère d'attraction ;

L'aigle, le milan, dans les airs, sur leur proie ;

L'homme, partout et toujours sur son semblable ;

L'homme *Van Hamburg, Carter, Martin,* sur les animaux féroces ;

La panthère, le tigre, l'once, sur l'antilope et la gazelle ;

Le chien d'arrêt, sur toute espèce de gibier;

L'homme, *dans l'Inde*, sur la couleuvre Capella.

3° Cette faculté existe dans la puissance innée, chez l'homme, d'attirer à lui une portion du fluide éthéré ou fluide universel, de s'en emparer, de le modifier à son gré, et de le projeter à volonté sur un point déterminé de l'organisme de son semblable, et aussi sur d'autres corps vivants, même sur certains corps inorganiques.

4° Cette puissante faculté existe enfin chez l'homme par l'effet de sa volonté active et forte, action qui ne peut être développée et produire des résultats salutaires et majeurs, qu'autant qu'elle est basée sur une conviction réelle et profonde. De cet état d'irritation naît le gonflement, peut-être l'éréthisme du cerveau, des deux substances grise et blanche, une sorte d'hallucination momentanée chez la personne qui magnétise, pendant que le sujet soumis à l'expérimentation, lui, doit être absolument passif.

Hors de ces conditions qui ne peuvent être scindées, et que nous posons comme principe absolu,

On n'obtiendra jamais que des effets physiques qui peuvent être expliqués, tandis que les phénomènes psychologiques échapperont toujours à l'investigation des hommes, quelque savants qu'ils soient; et il faut en convenir, il serait même inutile de leur en demander l'explication, car autant vaudrait-il solliciter le plus grand génie parmi eux, de donner la définition de Dieu et de son essence suprême; le prier de nous faire comprendre l'immensité et l'éternité, le principe du mouvement et la cause de l'attraction; encore, la raison des forces centripète et centrifuge; autant serait-il raisonnable enfin de demander à ce profond génie ce que c'est que le néant servant de limite à la nature! *Questions ardues et insolubles*; humiliation permanente du rationalisme; barrières où vient se briser tout l'orgueil des positivistes!

Le magnétisme, puisqu'il faut nous servir de cette dénomination, vulgaire et impropre en ce sens qu'elle ne saurait appartenir qu'à quelques-uns de ses effets et ne rend nullement l'idée des autres, le magnétisme, disons-nous, n'est point encore une science exacte, étudiée, prouvée et définie, mais bien positivement c'est un amas de faits anciens et modernes entassés sur d'autres faits de tous les âges, de tous les pays et de la même nature. Ces faits, souvent disparates, se contredisent quelquefois, parce qu'ils sont le résultat d'actions différentes et diversement produites dans des circonstances opposées. Le magnétisme, nous ne pouvons mieux le définir, est un *prothée* insaisissable, visible et invisible tour à tour; calmant et procurant l'atonie quelquefois; surexitant et produisant la plus haute exaltation en d'autres circonstances; agissant sur certains corps animés dans des cas donnés, et n'ayant pas la plus légère influence sur d'autres; se comportant de la même manière envers les corps inorganiques, en suivant entre eux certaines lois d'affinité pendant que celles de l'attraction, de la cohésion et de la répulsion font également ressortir leur puissance dans les effets physiques et les phénomènes physiologiques produits par son action.

Nous avons dit que l'homme pouvait attirer à lui et disposer à son gré d'une plus ou moins grande portion du fluide universel ou éther des anciens, suivant les dispositions de son organisme et surtout la force de sa volonté assise sur une profonde conviction. Ce fluide, cet éther, se modifie étrangement en traversant des milieux ambiants de natures différentes; et l'on est très disposé à admettre en principe, aujourd'hui que *la lumière, le calorique, le calorique latent, l'électricité atmosphérique, l'électricité souterraine, le magnétisme*

*terrestre, minéral, végétal et animal, l'aimant, le galva-
nisme ou électricité voltaïque, etc., etc.,* ne sont que les
rameaux divers d'une seule et même tige, c'est à dire un
seul et même fluide partout répandu dans la nature,
occupant l'immensité, et dont les nombreuses modifi-
cations n'arrivent jusqu'à nous que pour nous prouver
que notre raison a des limites au-delà desquelles elle
ne peut rien définir : c'est le *mens agitat molem.*

Pour développer l'électro-magnétisme animal, deux
actions principales et fondamentales sont nécessaires,
je dis même indispensables pour arriver aux grands résultats.

Premièrement, l'action physique, les passes, le massage, les mouvements plus ou moins répétés et pro-
longés. Cette action, disons-nous, produit des effets
physiques et physiologiques sur l'organisme des êtres
vivants, et elle peut accumuler le fluide sur certains
corps inorganiques dont les uns l'absorbent et les autres
ne sont que de bons conducteurs. On voit les phénomènes, on produit les effets, on peut les diriger, les
maîtriser, les détruire; donc, on doit les expliquer.

Secondement, l'action psychique. Celle-ci produit seulement des effets psychologiques, et il est impossible de
s'en rendre un compte clair et précis. Cette action est
toute spirituelle et mentale, c'est le résultat de la volonté
forte, prononcée et exclusive d'un magnétiseur instruit,
convaincu de sa puissance. La séparation momentanée
de l'intellect et de la matière, disons de l'âme et du corps,
est son effet immédiat; et ce phénomène inconcevable
a lieu sans suspendre ni absorber la vie animale : en
un mot, c'est la vie spiritualisée qui se manifeste, un
mode d'existence à part, une double vie appartenant à
la même âme qui dispose alors d'un sens interne qui
lui appartient, et suffit pour remplacer tous les autres.
C'est un toucher spirituel qui n'a pas besoin d'organes.
On conçoit aisément que cet ordre de phénomènes
échappe à notre investigation et à notre raison, ce qui
n'empêche pas la réalité des faits.

Par le concours franchement exercé de ces deux actions diverses, sur l'organisme animal et sur la vie spiritualisée, sur l'âme et sur le corps, vous produirez des effets surprenants, des phénomènes inouis et inconcevables, il est vrai, mais toutes les dénégations des matérialistes, tous les quolibets des incrédules, ne les empêcheront pas d'être.... *quand même*. Ces faits incroyables, dussent-ils ne se montrer que rarement et de loin en loin, il est certain que les fins de non-recevoir que l'on voudra de bonne foi noũs opposer dans un scepticisme de bonne compagnie, nous les repousserons par l'évidence et sans phrases. Quant aux autres oppositions systématiques, pourquoi s'en occuper? Le pyrrhonisme outré peut avoir ses sectaires comme la crédulité ses fanatiques aveugles; et nous répéterons après tout : il n'y a rien de plus éloquent qu'un fait bien établi et bien prouvé; et rien de moins logique qu'une vague dénégation.

Le magnétisme, depuis sa renaissance, il y a environ quatre-vingts ans, a eu et a encore aujourd'hui diverses écoles.

1° L'école de Mesmer et de Deslon : elle fut débordée de suite.

2° L'école du marquis de Puységur : découverte du somnambulisme.

3° L'école spiritualiste de Lyon, du chevalier de Barberin.

4° L'école exégétique de Stocklmh : exatiques illuminés.

5° L'école de Deleuze, récente, marchant au progrès.

6° L'école moderne, enfin, qui a puisé dans toutes les précédentes.

L'école moderne, à la tête de laquelle brillent des savants du premier ordre, des médecins assis au point culminant de la science médicale dés académiciens de Londres, de Paris, de Berlin, de Pétersbourg, de Madrid, etc., etc., l'école moderne, la seule dont nous puissions nous occuper dans un aperçu aussi restreint, a posé ce principe des deux actions dont j'ai parlé plus haut, et on ne peut le scinder, ce principe sans avoir l'ambition de créer une école nouvelle qui serait en opposition avec des faits acquis et tous les ouvrages qui ont été publiés de nos jours. Le magnétisme s'avance en renversant tous les obstacles; il suit une marche lente et progressive, appuyé sur l'expérimentation et éclairé par le flambeau de la vérité. Tel que le fleuve majestueux qui de sa source coule vers son embouchure, se jouant des vains obstacles que le génie de l'homme a cru pouvoir opposer aux lois de la nature; il rompt, il renverse les digues élevées au compas glacial des mathématiques, parce qu'on ne pouvait calculer sa puissance; et après avoir tout bouleversé sur son passage, il se calme, s'apaise, rentre dans son lit, et fertilise de nouveau les terres qu'il avait été forcé de dévaster.

Le magnétisme est l'embryon d'une vaste science : il attendra qu'un génie tel que celui de *Descartes*, de *Leibnitz* ou de *Newton* vienne déchirer les langes dont il est encore enveloppé. On affirme que ce génie est apparu, qu'il a vu, qu'il observe encore, et que lorsqu'il voudra écrire de sa savante plume, on ne pourra plus appliquer au magnétisme animal ces paroles inscrites par les anciens sur le socle de la statue d'*Isis* :

Nul ne soulèvera le voile qui me couvre.

Et avant de vouloir chercher à définir la cause de l'électro-magnétisme animal, de donner une simple idée de sa nature et de ses effets, de rechercher, en un mot, l'origine de cette grande puissance, nous terminerons ce premier paragraphe en répétant encore à l'orgueilleux positiviste ces célèbres paroles de l'antiquité : *Homme, commences par te connaître toi-même.*

Et en effet, ce sera renfermer ce pyrrhonien dans le cercle de Popilius, que de lui demander : qui es-tu? d'où viens-tu? où vas-tu?

§ II.

Après les quelques considérations écrites dans notre premier paragraphe sur le magnétisme, il est inutile, pour continuer cet aperçu fait entièrement de mémoire, il est nécessaire, disons-nous, d'établir les aphorismes suivants, en en désignant les auteurs :

L'électro-magnétisme animal présente chez l'individu soumis à son action divers degrés que nous établissons dans l'ordre suivant :

1re Magnétisation : lassitude dans les membres, alourdissement général ;

2e Mêmes effets : plus pendiculation, bâillements, engourdissements ;

3e Idem, plus rapidement obtenus, propension au sommeil ;

4e Somnolence au début, quelquefois même le sommeil ;

5e Sommeil spontané, somnambulisme, indices de l'action psychique ;

6e Somnambulisme, effets psychologiques, intuition, lucidité ;

7e Effets psychologiques d'un ordre supérieur, vue à distance :

8e Extase, léthargie, grand état magnétique.

Telle est, en général, la marche que suit le développement de l'électro-magnétisme animal ; et on arrive quelquefois aux effets du cinquième degré dès la première magnétisation, comme aussi il se peut faire qu'on n'ait rien obtenu à la sixième séance. Ce n'est plus alors qu'une affaire de patience et de dévouement pour le malade, mais la confiance intime du magnétiseur en ses propres forces s'amoindrissant à chaque nouvelle magnétisation, il n'y a presque plus de chance de réussite.

I. Mais le magnétisme n'agit pas sur tous les individus. Son action se développe avec beaucoup plus de force et de promptitude chez les personnes qui ont le système nerveux délicat, chez les épileptiques, les hystériques et les nostalgiques. Son action est certaine chez les cataleptiques et les somnambules naturels.

Et la commission de l'académie royale de médecine de Paris, en 1826, a proclamé une grande vérité par l'organe de son illustre rapporteur, le docteur Husson ; elle a dit : « Le Magnétisme n'agit *pas*, *en général*, sur » les personnes bien portantes. »

II. L'électro-magnétisme animal produit ses effets avec plus de promptitude chez les femmes que chez les hommes, parce que leur système nerveux étant plus délicat, elles sont nécessairement plus impressionnables; certains hommes, néanmoins, sont dans le même cas; et cependant il est utile de faire observer que les effets psychologiques sont plus remarquables chez l'homme que chez la femme.

III. Tout individu peut magnétiser en remplissant les conditions physiques et morales requises; et chaque individu est plus ou moins susceptible de tomber sous l'influence de l'électro-magnétisme animal, son état normal ou anormal jouant un rôle plus ou moins actif ou passif dans le cas donné.

IV. Celui qui veut magnétiser un individu, malade ou non, doit être lui-même sain de corps et d'esprit. Dans un état normal parfait, il ne fera jamais souffrir le sujet soumis a l'expérimentation, pendant que le contraire arriverait infailliblement, si le magnétiseur n'était pas en bonne santé.

Tous les auteurs sont d'accord sur ces trois derniers aphorismes.

V. Le magnétisme a pour but essentiel, non de faire des expériences de curiosité toujours inutiles et bien souvent dangereuses, mais son objet spécial est de rétablir la santé par l'harmonie dans l'organisme, lorsque cette harmonie a été troublée par une cause pertubatrice quelconque, spécialement pour une cause morbide. Il est donc évident que là où règne l'harmonie il n'y a rien à rétablir; vous ne pouvez au contraire qu'y apporter le désordre, un trouble passager peut-être, mais qui peut devenir persistant même si la magnétisation a été mal dirigée, pratiquée outre mesure et en temps inopportun. (*Puységur, Deleuze, Foissac, Teste, Lomet, Dupotet, Ricard, Wolfard, Hufeland, Franck*).

VI. Le magnétisme étant régi sous certains rapports par les lois de l'électricité, on doit consulter l'état de l'atmosphère avant de chercher a provoquer ses effets; la magnétisation en produit très peu par un temps humide : il faut choisir de préférence une température sèche, qu'il fasse chaud ou froid, n'importe. *(Tous les auteurs)*.

VII. Le magnétisme agit avec plus de force, et il développe ses plus grands effets à mesure que le soleil s'élève sur l'horizon. A partir de l'équinoxe de mars, il monte vers son apogée qu'il atteint vers le solstice d'été, et il décroît à partir de celle de septembre, dans la même proportion ; d'où il résulte nécessairement qu'il vaut mieux entreprendre un traitement magnétique en été qu'en hiver, surtout si ce traitement doit être long. *(Le comte de B.)*

VIII. Par une sorte d'analogie avec le fluide lumineux, le magnétisme a plus de force et d'action le jour que la nuit. Sans contredit, le calorique et la lumière jouent un grand rôle dans les développements successifs des phénomènes magnétiques. Mais par une singulière anomalie, le magnétisé supporte difficilement une vive lumière, à moins que son état de crise ne soit parfait, cas dans lequel il est insensible a la plus vive clarté. *(Le comte de B.)*

IX. L'action du magnétisme a beaucoup plus de force, et ses effets sont bien plus prompts, bien plus remarquables, à mesure qu'on s'approche de l'équateur magnétique du globe terrestre ; et cette action s'amoindrit en s'élevant vers les pôles, jusqu'au point de devenir presque nul dans les latitudes élevées : serait-ce la diminution du calorique, ou serait-ce la proximité des pôles qui produirait cette absorption du fluide électro-magnétique animal ? La question n'est pas résolue, mais il est plus facile d'exercer le magnétisme entre les tropiques et sous l'équateur, que sur tout autre point du globe. Voilà pourquoi sur 12 individus donnés, et toutes les conditions voulues étant égales, vous en magnétiserez 10 à *Alger, Oran, Bône et Tunis.* Vous aurez pour résultat la proportion 8 à *Valence, Barcelonne, Burgos, Gêne, Nice, Marseille, Bayonne* et *Tarbes*; vous obtiendrez les mêmes proportions, ou 8 et 7, à *Nimes, Bordeaux, Toulouse, Madrid, Turin, Milan* et *Venise*; et vous n'obtiendrez pas 4 sur 12 au nord du

48e degré, à *Paris*, à *Bruxelles*, à *Londres* et à *Berlin*. Mais quelques conditions de localités pourront faire exception ; ainsi, nous l'avons éprouvé nous-même, et ne parlons que d'après notre propre expérience aux lieux cités. *(Le comte de B.)*

X. L'électro-magnétisme animal a aussi plus d'action et de résultats à l'endroit où l'on s'élève dans l'atmosphère au-dessus du niveau de la mer, et à raison de cette élévation, ainsi qu'il nous a été facile de le constater par nos propres expériences au *Monte Gregorio*, au nord d'Yvrée en Piémont ; au *Mont-Cénis*, à 2,060 mètres (Alpes) ; au *Marboré*, à 2,100 mètres ; au *Vignemale*, à 2,080 mètres ; à la *Maladetta*, à 3,200 mètres (Pyrénées). Les courants atmosphériques entraînants des hautes vallées alpines et pyrénéennes, chargées plus ou moins d'électricité et de fluide magnétique terrestre et d'autres fluides impondérables et inconnus, produisent presque toujours des effets bien plus prononcés dans ces hautes régions. *(Le comte de B.)*

XI. L'action et les effets du magnétisme animal se manifestent bien plus promptement sur mer que sur terre, ainsi que nous l'avons éprouvé à bord du *Suffren*, de la *Didon*, de la *Bellonne*, du *Zèbre*, du *Rapide*, et de la *Lionne* de la marine royale. Sur les bateaux en rivière, et ensuite sur les plages baignées par la mer, sur les rives des fleuves, des étangs, des lacs, aux bord des rivières et mêmes des ruisseaux, les phénomènes de l'électro-magnétisme animal se montrent plus intenses et plus persistants que dans l'intérieur des terres, dans les plaines de la Sologne, de la Beauce, de la Champagne, ou dans les landes de Bordeaux, les déserts de l'Algérie, ou steppes de l'Asie centrale; ce qui semblerait établir une contradiction avec ce que nous avons dit, de l'influence d'une atmosphère chargée de vapeurs humides ; mais ces vapeurs ne sont pas l'élément interposé sur mer, entre le magnétisme et le réservoir commun. *(Le comte de B.)*

XII. Il est avantageux, quoique cela ne soit pas d'une nécessité absolue, de faire asseoir le sujet sur lequel on veut opérer, sur un fauteuil, où il soit bien à son aise, le dos tourné au nord, dans la direction indiquée par l'aiguille de la boussole. Le magnétiseur, lui, doit se placer en face du sujet en le regardant, ayant par conséquent l'équateur magnétique et la ligne équinoxiale derrière lui; il sera dès lors facile de remarquer que les effets se produiront plus promptement que dans toute autre direction. (*Le comte de B.*)

XIII. On ne doit pas magnétiser alors que le temps est à l'orage ; et si le tonnerre gronde, on doit cesser toute magnétisation, car il y aurait de l'imprudence à continuer, il pourrait en résulter de très graves accidents ; et nous ne saurions trop insister sur cette observation. *(Tous les auteurs.)*

XIV. Nous croyons devoir établir en principe, que jamais et dans aucun cas, la personne qui veut magnétiser ne doit rester seule avec l'individu à magnétiser ; car, si la décence exige ce mode de procéder quand il s'agit d'opérer de sexe à sexe différent, la prudence commande également la même condition dans tous les essais magnétiques, puisqu'il peut survenir telle forme, se présenter tel cas où le magnétisé réclamerait tel ou tel objet, où même il l'exigerait impérieusement et sur-le-champ ; et ce ne serait pas sans inconvénient très grave quelquefois, que sa demande, sa prière, son injonction même, n'aurait pas été satisfaite, attendu que vous ne pouviez affaiblir le rapport et souvent le détruire par ce seul fait : *votre absence momentanée.* *(Deleuze, le comte de B.)*

XV. Vous pouvez magnétiser une foule d'objets. Le fluide électro-magnétique animal se combine par analogie avec le fluide magnétique végétal, et avec le fluide magnétique minéral.

1° La fleur reçoit cette portion d'éther, de fluide vital projeté par l'homme dans son calice, il sature ses pétales, ses étamines, enveloppe sa corolle, s'unit à son analogue, la vie végétative de la plante, et produit son effet, car cette plante a aussi son sommeil et son état de veille. Comme la race humaine, elle naît, vit et meurt. *(Tous les auteurs.)*

2° Le fluide électro-magnétique animal pénètre également certains métaux, mais non tous au même degré : il s'introduit par sa subtilité dans les pores métalliques, et s'y maintient plus ou moins longtemps et suivant la nature du minéral, avant de rentrer au réservoir commun. On conçoit aisément que le fer soit de tous les métaux celui qui absorbe le plus promptement le fluide électro-magnétique animal ; mais toujours des anomalies : le fer fait souffrir l'individu magnétisé, et l'or au contraire calme tous ses paroxysmes. *(Despine; Deleuze; divers auteurs modernes.)*

XVI. On peut donc magnétiser un végétal, une racine, une feuille, une fleur, un arbrisseau, un arbre même. Sur quelques-unes de ces plantes, le magnétisme produira des effets salutaires en leur procurant une surabondance de vie, pendant que sur d'autres il produira l'effet contraire ; ainsi se comporte-t-il chez l'homme. *(Puységur; Deleuze).*

XVII. On magnétisera également des bagues, des dés, des clés, des pièces de monnaie, des couteaux, des barres métalliques, des plaques de métal et de verre, des réservoirs magnétiques, composés de substances, bons conducteurs...; et en puisant à ces réservoirs magnétiques, vous suppléerez aux forces qui vous manquent et remplacerez toujours celles que vous aurez perdues. *(Tous les auteurs).*

XVIII. L'eau est le premier agent du magnétisme : elle absorbera toujours autant de fluide que vous voudrez ou que vous pourrez lui en communiquer : c'est le plus puissant auxiliaire qu'un magnétiseur puisse employer dans les traitements magnétiques. *(Le comte de B. Tous les auteurs.)*

§ III.

Les esprits forts, ceux qui osent décorer du nom de haute philosophie le rétrécissement de leur esprit, le fini de leur intelligence, regardent en pitié, se rient avec dédain des âmes religieuses et contemplatives qui expliquent par le Ciel leur pensée, leurs craintes, leurs inspirations ; ces affections soudaines ou ces répulsions qui naissent d'un regard, ils disent, eux, que c'est de la faiblesse. Oh ! que cette faiblesse est admirable, et qu'elle est supérieure à ce grossier matérialisme qui dessèche l'âme en voulant analyser la vie, en la réduisant à un calcul mathématique, et la mort au néant !

Nous avons dit dans notre précédent paragraphe, que pour obtenir le plus grand développement des phénomènes de l'électro-magnétisme animal, le concours des deux actions physiques et psychique était d'une nécessité absolue ; condition *sinè quâ non*. Il est donc facile d'indiquer, d'enseigner et d'expliquer les procédés dont l'application produit des effets physiques et physiologiques, mais il n'est certainement pas aussi aisé de démontrer la manière de provoquer des phénomènes psycologiques qui ne peuvent être développés que par une action toute intellectuelle, et dont la puissance comme l'analyse échapperont peut-être toujours à notre investigation, à notre raison.

Développons nos procédés.

ACTION PHYSIQUE.

I. Lorsqu'on veut magnétiser quelqu'un, à moins que le sujet ne soit malade ou alité, on doit commencer par le faire asseoir commodément et se placer en face de lui, ayant soin, si faire se peut, que ce sujet tourne le dos au pôle magnétique indiqué par l'aiguille aimantée.

II. Il est posé en principe que le magnétisme n'agit pas en général sur les personnes bien portantes. Nous l'avons déjà dit, mais nous devons ajouter encore qu'il est parfaitement inutile d'essayer cette action sur quelqu'un qui ne veut pas être magnétisé, ou qui se prête à l'expérimentation par complaisance, ayant en lui-même le ferme propos de ne pas céder à cette influence. De deux choses l'une, ou la magnétisation ne produira aucun effet, ou l'effet produit ne sera plus qu'un désordre nerveux; mieux vaut cent fois s'abstenir, puisqu'il y a danger.

III. On doit surtout se refuser à exercer la magnétisation sur les incrédules qui, forts d'un pyrrhonisme outré, veulent défier un magnétiseur pourvu d'une certaine force magnétique : ce serait trop souvent la lutte du pot de terre contre le pot de fer, et par suite de laquelle de graves accidents peuvent se développer à l'improviste chez le pyrrhonien, comme chez le sceptique qui, lui aussi, cherche *pendant la magnétisation* à se rendre compte des effets qu'il éprouve, ce qui le tient dans un état de veille obligé; et l'action marche sans lui, trop souvent à son préjudice.

IV. En un mot, il faut qu'il y ait sympathie entre le magnétiseur et le sujet soumis à l'expérimentation; ils doivent, par leur volonté, concourir au même but, s'unir d'intention; il faut enfin que l'un soit actif et l'autre passif; c'est encore une condition expresse.

V. Nous le répétons, pour magnétiser avec succès sur terre il faut choisir un temps sec, n'importe qu'il soit froid ou chaud. La pluie, l'humidité, neutralisent l'action du magnétisme quant aux effets physiologiques : et les phénomènes psichologiques ne peuvent se présenter qu'à la suite du succès de l'action physique.

VI. On ne doit pas magnétiser quand le temps est à l'orage, et toute magnétisation doit cesser quand il tonne; par cette mesure de prudence, que nous devons *essentiellement* prescrire, on évitera de sérieux embarras, et à soi-même de graves chagrins.

VII. Les gestes et les mouvements que fait la personne qui magnétise, sur le sujet soumis à l'expérimentation, se nomment *passes magnétiques*. Elles se divisent en passes à grands courants, en passes longitudinales, passes transversales, en passes à jet ou de projection; et dans le massage des Orientaux, Indiens, Arabes, et des Nègres.

VIII. Ces passes ne sont pas toujours indispensables,

souvent même elles sont inutiles ; et les passes à jet ne doivent jamais être employées sur le cœur ou sur le cerveau, si ce n'est avec une extrême prudence et dans des cas exceptionnels, alors qu'il y a résistance préméditée et par forme de correction.

IX. Nous le répéterons, c'est toujours avec ménagement que l'on doit magnétiser les organes du cerveau, du thorax, spécialement ceux de la respiration, et le cœur quand il est sujet à éprouver des battements ; et jamais on ne doit y accumuler le fluide magnétique s'il y a hypertrophie, anévrisme, atrophie ou tout autre vice d'organisation, puisqu'en ce cas le magnétisme mal dirigé pourrait produire la mort subite au lieu d'améliorer la santé.

X. On doit commencer par prendre les pouces du sujet : l'un de la main droite, l'autre de la main gauche, afin d'établir un équilibre parfait, une égalité de température au moyen du calorique, dont chacun des deux corps, actif et passif, sont pourvus ; de manière à ce que celui qui en est chargé en plus puisse en saturer celui qui l'est en moins.

\I. Cette opération achevée, pendant laquelle le magnétiseur est demeuré entièrement concentré et exclusivement occupé du but qu'il a voulu atteindre, il portera les deux mains à plat sur le sommet des épaules du sujet, et les laissant légèrement glisser le long de ses bras, en touchant à peine, si ce n'est sur les mains qu'il faut effleurer rapidement.

\II. Ces passes longitudinales doivent être continuées aussi longtemps que le magnétiseur croira pouvoir le faire sans inconvénient ; car, si elles occasionnaient des soubresauts nerveux, des tressaillements trop souvent répétés, il faudrait suspendre la magnétisation et détruire la surexcitation produite par des passes de prolongement jusqu'en dehors des extrémités inférieures.

XIII. Afin d'activer l'action magnétique, l'on peut toucher délicatement les paupières qui doivent être closes chez le sujet soumis à l'expérimentation, et ce qui est infiniment plus décent quand on magnétise une femme. Par ce moyen, les paupières s'alourdissent et sont bientôt paralysées. Quelques passes de projection faites avec accroissement de volonté sur le sensorium et le sommet du crâne, précipiteront le développement de la crise magnétique physiologique.

XIV. On peut encore charger les différents plexus par des passes à jet ou de projection; on peut agir avec plus de force sur le plexus solaire : et en faisant des passes à légère distance sur le trajet du grand sympathique, et des messages de pression délicate sur les divers ganglions et aux articulations, on ne tardera pas obtenir plus de promptitude dans les résultats.

XV. Lorsque les effets sont trop intenses, il faut se hâter de diminuer cette intensité et de rendre au réservoir commun ce trop plein de fluide imprudemment accumulé sur le sujet, ce qui se fait assez facilement par des passes de soutirement et d'absorption, et aussi quelquefois par des passes à grands courants et prolongées jusqu'au réservoir commun; mais par ce moyen on pourrait même, sans le vouloir, procurer le réveil instantané qu'on ne cherchait pas.

XVI. Pour produire le réveil, il faut agir en sens inverse, soit par la volonté, soit par l'action; les passes à jet ou de projection, les passes longitudinales, le massage, la pression des articulations, du sommet du crâne, de l'occiput et de la région épigastrique doivent être supprimées rigoureusement.

XVII. Pour faire cesser la somnolence, le sommeil magnétique et même le somnambulisme, si dans ce dernier cas le sujet ne s'y oppose pas, il suffit de faire des passes transversales et à distance devant les yeux et devant l'épigastre; ces passes doivent être faites vivement, en présentant les pointes des doigts vers le sujet, et frottant légèrement les paupières. Ainsi les pointes métalliques soutirent l'électricité atmosphérique, les pointes animales agissent de même sur l'électro-magnétisme animal; c'est une loi d'analogie.

XVIII. On peut encore réveiller l'individu magnétisé par des passes de soutirement faites sur la région thoracique et sur l'épigastre, et sans discontinuer jusqu'à ce que le réveil se produise de lui-même. Ce mode nous appartient.

XIX. Ce serait une mauvaise méthode que de changer de procédé, quand une fois ou a commencé à agir d'une manière pour ramener l'état normal. Tout autre moyen de réveiller, soit un somnambule, soit une personne simplement magnétisée, doit être sévèrement interdit, sous peine de provoquer souvent de graves désordres si l'on tentait de réveiller de force.

§ IV.

Il nous reste à dire un mot sur l'action psychique dont nous avons déjà parlé, et nous le répétons avec une profonde conviction; sans le concours simultané des deux actions, vous ne produirez aucun de ces phénomènes inexplicables qui semblent ne se manifester à nos yeux que pour confondre notre intelligence et humilier notre raison.

Mais les effets du magnétisme se sont manifestés dans tous les temps; on les a partout et toujours observés; et dans la plus haute antiquité quelques individus surent, sinon les expliquer, du moins ils purent les provoquer.

Car, au sein des peuples primitifs, il se forma des corporations d'hommes studieux qui ne participaient ni aux travaux de l'agriculture ni à ceux du commerce, des hommes qui méprisaient le métier de la guerre comme attentatoire aux droits et aux lois de l'humanité.

Et les livres hébreux, chaldéens, égyptiens, grecs et phéniciens; ceux des Assyriens, Guèbres, Parsis, des Boudhistes, des Brahmes indous et des Chinois; en un mot les *Védams*, le *Védenta soustra*, la *Bible*, les *Kings chinois*, le *Zend*, le *Sadder*, l'*Ezour védam*, le *Shasta*; tous ces livres, disons-nous, toutes ces théogonies et cosmogonies s'accordent pour nous représenter ces hommes comme livrés à l'étude des diverses influences de la nature, à l'observation des astres, de leur marche et de leurs révolutions ; et ces hommes furent toujours attentifs aux manifestations de quelques phénomènes solennels, qui, quoique rares, en imposèrent jadis aux peuples anciens, comme ils en imposent aujourd'hui aux peuples modernes.

Et on les nomma successivement, *prédiseurs* ou *prophètes*, *voyans*, *devins*, *onéiropoles*, *mages*, *sorciers*, *enchanteurs*, *nécromans*, *magiciens*, *astrologues*, etc., etc.

Car l'étude approfondie des mystères de la nature, des expériences méditées et bien souvent aussi le hasard leur firent découvrir des opérations singulières, physiques et chimiques, et ils en usèrent habilement pour augmenter leur crédit.

Ils firent entendre des voix là où ils n'y avait point de bouche ;

Ils firent apercevoir des objets là où la main ne trouvait point de corps ;

Ils transportèrent la vue à d'immenses distances, alors que l'occlusion des paupières était complète ;

Ils allumèrent des feux par des pyrophores et des phosphores ; en un mot, ils opérèrent des prestiges de fantasmagorie, de palingénésie, d'optique, de dioptrique, de catoptrique et d'acoustique : prestiges qui, bien que divulgués aujourd'hui, causent encore de la surprise et souvent de l'effroi chez quelques-uns.

Mais ces secrets, couverts d'un voile épais, mystérieusement enseignés dans l'enceinte sacrée et la plus reculée des temples, ne furent possédés que par les membres de ces corporations ; castes gouvernées par les ministres de ces religions déistes et spiritualistes.

Et ces phénomènes provenant d'un ordre de choses immatériel, assuraient l'existence et le pouvoir de ces corporations.

Mais elles devaient périr avec leurs chefs dépositaires de la grande vérité, alors qu'un aveugle fanatisme rapportait mensongèrement l'ensemble merveil-

.eux de ces phénomènes au génie du mal, ou qu'un positivisme non moins absurde trouvait plus simple de rejeter les faits, que d'en rechercher les causes à l'origine du monde, et niait avant tout parce qu'il ne pouvait comprendre la nature ni expliquer la volonté de Dieu.

Et cependant rien ne périt dans cette lutte insensée du rationalisme contre des vérités incomprises. La psychologie, dont la connaissance est encore si attardée en France, joue un rôle immense dans les phénomènes de l'électro-magnétisme animal. Et nos doctrines viendront triomphalement s'asseoir un jour au point culminant des sciences physiques et de la saine philosophie : mais ce jour n'est point encore arrivé, quoique son aurore déjà illumine l'horizon.

Il est donc important, pour compléter ce petit aperçu, d'expliquer quels sont les procédés de l'action psychique qui concourent avec l'action physique à la manifestation et reproduction des phénomènes de l'électro-magnétisme animal. Voici donc quelques aphorismes essentiels :

I. La concentration la plus parfaite, la plus absolue est de première nécessité chez l'expérimentateur.

II. Son but étant déterminé pour obtenir le bien, la guérison ou même l'amélioration de la santé du malade, il doit avoir exclusivement cet objet en vue.

III. On est obligé de convenir qu'une idée complexe n'a pas la force d'une idée fixe, et qu'on ne peut avoir deux idées à la fois; car la volonté n'arrive a l'apogee de sa force et de sa puissance qu'autant qu'elle est ferme, invariable et exclusive. Pour arriver au but, s'il dévie du droit chemin, l'expérimentateur en trouvera bientôt la cause en lui-même; il aura beau le nier, le fait sera constant : sa volonté ou son idée n'était pas exclusive.

IV. Et il faudra convenir préalablement que si tous les individus ne sont pas également propres a exercer l'action physique dans l'expérimentation qui nous occupe, il en est egalement un grand nombre auxquels il serait impossible d'exercer l'action psychique qui en est inséparable, et qui doit toujours l'accompagner.

V. Car quelques personnes seulement ont une facilité naturelle à concentrer leurs sentiments et leurs pensées, sans pouvoir même être distraites par des idées et des émotions étrangères à l'objet de leurs méditations; aussi la faculté précieuse, dont la nature les a doués, les met-elle en état de produire les plus grands résultats possibles, et les plus rares phénomènes psychologiques de l'électro-magnétisme animal.

VI. Or, la concentrativité de l'esprit est une opération intellectuelle dont le mécanisme ne saurait tomber sous nos sens; mais ceux qui sont privés de cette faculté naturelle de concentrer leur volonté et leurs pensées, ceux-là, disons-nous, qui doutent de leurs propres forces en agissant et tout en se faisant illusion sont incapables de conserver l'idée dominante de l'expérimentation, ils s'occuperont des accessoires, ne feront rien de remarquable, et n'arriveront jamais a produire les grands phénomènes intellectuels de l'école spiritualiste.

VII. Il est évident que nous ne pouvons gouverner la nature par nos vœux, et la volonté demeure sans force dans l'action psychique comme dans l'action physique, quand il n'y a ni analogie ni sympathie au moral entre le magnétisant et le magnétisé; l'antipathie accroît l'obstacle.

VIII. Le créateur de la nature a donné à l'homme toutes les facultés propres à observer les phénomènes; oui, sans doute, mais il n'a pas voulu que la perception directe, la cause, le principe et la fin de ces phénomènes soient découverts, même par le plus grand génie de l'espèce humaine.

IX. Les phénomènes psychologiques, tels que le déplacement des sens, l'exercice de ces mêmes sens, sans le secours des organes, tels que la vue à distance, l'intuition et la prévision; enfin cet inconcevable phénomène, la communication de la pensée, la transmission à distance de la volonté, les relations et les rap-

ports invisibles des âmes entre elles, appartiennent
certainement à un ordre de choses qui n'a rien de ma-
tériel, et demeure tout à fait en dehors de l'organisme
et de la physiologie. On les niera ces faits. Eh, qu'importe? on les a prouvés jusqu'à satiété; ils sont rares,
très rares, voilà tout; mais ils se produisent.

X. D'où vient cet ordre de phénomènes? la solution
de cette question est et sera peut-être toujours impossible, ce qui n'empêchera pas que l'idée la plus erro-
née qui puisse entrer dans l'esprit de l'homme ne soit
la supposition que sa dignité et destinée dans l'avenir
dépendent seulement et de toute nécessité de la matière dont il est formé, et notamment du jeu des organes; d'où viendrait donc la cause motrice de ce jeu
des organes?

XI. L'action psychique est et demeure essentiellement le résultat de la volonté ferme et concentrée, et
cette volonté doit s'épancher naturellement d'abord et
sans distractions, sans efforts violents; elle doit être
sagement dirigée, afin d'en augmenter ou diminuer
l'action au besoin.

XII. Il n'y a pas de leçons à donner, de mécanisme
à expliquer, à enseigner, dans l'application de l'action
psychique, et cela se conçoit aisément, c'est une intelligence qui agit sur une autre intelligence; leurs
voies nous sont inconnues aussi bien que le langage
qu'elles parlent entre elles. Et nous dirons à ceux qui
veulent amuser leurs esprits par des conjectures sur
la question qui nous occupe : vous avez beau faire,
vous n'arriverez jamais à la connaissance de la vérité,
tant que vous vous égarerez dans ces régions interdites
aux mortels.

Quant aux frondeurs, aux pyrrhoniens, aux athées,
aux matérialistes, aux incrédules systématiques, nous
ne leur répondrons pas; parce qu'à notre égard leur
langage est trop amer, trop virulent et trop illogique,
et que d'ailleurs on ne repousse pas des faits mille fois
prouvés partout et toujours, par de vaines dénéga-

tions, des quolibets et des chansons. Nous ne les traitons pas, nous, de charlatans, de jongleurs et de fripons ; ce sont de vains mots, des injures, des sottises, qui retombent de tout leur poids sur ceux-là même qui les ont proférés. Nous croyons fermement qu'ils se trompent ou s'égarent volontairement.

Et nous leur répéterons sans colère :

Serpentes avibus non germinantur, neque tigribus agni.

Nous ne pouvons mieux terminer ce petit écrit qu'en citant, ainsi que nous l'avons fait dès le principe, l'opinion du **R. P.** Lacordaire développée par ce qui suit :

« Vous invoquez donc les forces magnétiques ?

» Eh bien, j'y crois sincèrement, fermement; je
» crois que leurs effets ont été constatés, quoique
» d'une manière qui est encore incomplète, et qui le
» sera probablement toujours, par des hommes ins
» truits, sincères et mêmes chrétiens; je crois que ces
» effets, dans la grande généralité des cas, sont pure
» ment naturels; je crois que le secret n'en a jamais
» été perdu sur la terre, qu'il s'est transmis d'âge en
» âge, qu'il a donné lieu à une foule d'actions mysté
» rieuses dont la trace est facile à reconnaître, et qu'au
» jourd'hui seulement il a quitté l'ombre des transmis
» sions souterraines, parce que le siècle présent a été
» marqué au front du signe de la publicité : je crois
» tout cela; oui, par une préparation divine contre
» l'orgueil du matérialisme, par une insulte à la
» science, qui date du plus haut qu'on puisse remon
» ter. Dieu a voulu qu'il y eut dans la nature des forces
» irrégulières, irréductibles à des formules précises,
» presque incontestables par les procédés scientifiques.
» Il l'a voulu, afin de prouver aux hommes tranquilles
» dans les ténèbres des sens, qu'en dehors même de
» la religion il restait en nous des lueurs d'un ordre
» supérieur; des demi-jours effrayants sur le monde

» invisible; une sorte de cratère par où notre âme,
» échappée un moment aux liens terrestres du corps,
» s'envole dans des espaces qu'elle ne peut pas son-
» der, dont elle ne rapporte aucune mémoire, mais
» qui l'avertissent assez que l'ordre présent cache un
» ordre futur devant lequel le nôtre n'est que le
» néant. »   (38ᵉ *Conférence.*)

L'Auteur des Éléments de l'Électro-Magnétisme animal,

L. C. H. DE BEAUMONT-BRIVAZAC.

Fontainebleau. — Imprimerie de E. Jacquin.]

www.ingramcontent.com/pod-product-compliance
Lightning Source LLC
LaVergne TN
LVHW010509060726
842527LV00005B/1973